Teresa Löbbel • Ralf Neier

# Mein Sortierbuch

Für Menschen mit FASD
und ihre Betreuer

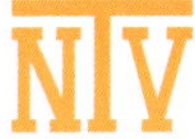

Die Idee dieses Werkbuches wurde von Teresa Löbbel entwickelt und gemeinsam mit Ralf Neier umgesetzt.Eine Vervielfältigung, auch in Auszügen, ist ohne die Zustimmung der Autoren nicht gestattet.

Bildnachweis: Wettersymbole: shutterstock Solyannikova |
Wollknäuel: shutterstock spacezerocom



**ISBN: 978-3-86659-418-0**


An der Kleimannbrücke 39/41 · 48157 Münster
Tel.: 0251-13339-0 · Fax: 0251-13339-33 · E-Mail: verlag@ms-verlag.de

**www.ms-verlag.de**

Geschäftsführung: Matthias Schmidt
Lektorat: Kriton Kunz
Layout: Michael Kolmogortsev
Druck: Alföldi, Debrecen

# Inhalt

# 1. Mein Sortierbuch: Grundlagen

Die fetale Alkoholspektrumsstörung, kurz **FASD** (**F**etal **A**lcohol **S**pectrum **D**isorder – internationaler Fachbegriff), mit all ihren Facetten beschäftigt uns seit vielen Jahren. In unterschiedlichen Kontexten stationärer und ambulanter Arbeitsfelder der Jugend- oder Eingliederungshilfe kamen wir in Kontakt mit betroffenen Kindern, Jugendlichen und jungen Erwachsenen sowie den Familien und anderen sozialen Gruppen, in denen die Betroffenen leben oder sich bewegen. Im Zusammenhang mit der Beratung oder auch im Austausch auf Fachtagungen ebenso wie in wissenschaftlichen Studien (Sarimski 2013a, b; Karisch et al. 2015) ist übereinstimmend die Rede von der außerordentlich hohen Belastung der betreuenden Menschen. Mindestens ebenso belastet und auch überlastet sind die Betroffenen selber.

Aus unserer Perspektive resultiert dies zu einem erheblichen Teil aus der – aufgrund der hirnorganischen Schädigung erlebten – Unübersichtlichkeit der Lebens- bzw. Gedankenwelt der Menschen mit FASD. Die fehlende Möglichkeit eines Betroffenen, die Überlastungen zu kompensieren (Resilienz), führt in regelmäßigen Abständen zu Impulsausbrüchen bzw. „verweigerndem“ Verhalten oder anderen für nicht fachkundige Beobachter unangemessenen Reaktionen.

Die Betroffenen selber nutzen vielfach Metaphern für das eigene Erleben: „Chaos im Kopf“, „Blitze im Kopf“, „Kabelsalat im Kopf“. Da ihnen wegen der hirnorganischen Schädigung in vielen Teilen eine angemessene Selbststeuerung fehlt, ist es überaus hilfreich und gleichermaßen notwendig, dafür Hilfsmittel zu entwickeln.

In einem belasteten Alltag ist häufig keine Zeit, um den Blick auf die Stärken zu richten oder erleichternde Strategien zu entwickeln.

Unsere Erfahrungen im Umgang mit Menschen mit FASD zeigen immer wieder viele Stärken und Ressourcen der Betroffenen – diese gilt es zu erkennen und zu fördern. Sinnvolle und niedrigschwellige Teilnahme stärkt Wahrnehmung sowie Selbstwirksamkeit und fördert ein positives Erleben und damit eine positive Entwicklung.

Genau hier sehen wir den Ansatz des Sortierbuches. Regelmäßig eingesetzt, hat sich diese Strategie als überaus hilfreich erwiesen!

## Ein paar Grundlagen über FASD für die Arbeit mit dem Sortierbuch 1.1

Wir werden nur kurz ein paar Fakten und Zahlen zum Thema FASD nennen. Fokus der Betrachtungen ist der Teil der Alkoholschädigung, der für die Arbeit mit dem Sortierbuch im Vordergrund steht. In den Literaturhinweisen am Ende des Buches finden Sie weitergehende Informationen zu FASD.

## FASD in Zahlen 1.2

Insgesamt ist für Deutschland von ca. 1,5 Millionen Menschen auszugehen, die von FASD betroffen sind (Mortler 2016). In den Kontexten der Jugendhilfe und des Strafvollzuges müssen wir in Deutschland sogar von ca. 25 % Betroffenen ausgehen (Nordhues et al. 2013).

Kanadische Wissenschaftler um die Medizinerin Shannon Lange veröffentlichten in Jama Pediatrics (2017) in ihrer Metastudie, dass eine von 13 Frauen, die während der Schwangerschaft Alkohol konsumieren, ihrem Kind einen lebenslangen Schaden zufügt.

*„Die Wissenschaftler um Ludwig Kraus schätzten auf Grundlage von internationalen Übersichtsstudien, dass im Jahr 2014 in Deutschland*

*12.650 Babys mit einer Fetalen Alkoholspektrumsstörung (FASD) zur Welt kamen, darunter knapp 3.000 mit einem Fetalen Alkoholsyndrom (FAS) als volle Ausprägung der Störung.“* (DPA, 2019)

Diese Zahlen veranschaulichen die Tragweite der Behinderung FASD. Ein einmal betroffenes Kind ist nicht zu heilen – wir können dafür keine Lösungen entwickeln, sondern benötigen lebenslange Strategien für den Alltag. Darüber hinaus ist es unerlässlich, die Aufklärung über Alkoholkonsum während der Schwangerschaft in den Fokus zu nehmen, um diese Katastrophe zu verhindern – denn sie ist vermeidbar!

## 1.3 FASD – die Begriffsbestimmung

Feldmann weist in seinen Ausführungen auf die 1968 von P. Lemoine beschriebenen Auffälligkeiten von Kindern hin, deren Mütter während der Schwangerschaft Alkohol konsumierten. H. Saule veröffentlichte 1974 einen ersten Fallbericht in Deutschland über FASD (Feldmann 2019).

Im Mittelalter wurde werdenden Müttern geraten, im letzten Drittel der Schwangerschaft Alkohol zu konsumieren, da die Geburt dadurch leichter sei. Bei Alkoholkonsum der Mutter kommt tatsächlich ein großer Teil der Kinder aufgrund der Zellschädigung und der Wachstumsunterbrechungen mit einem deutlich reduzierten Geburtsgewicht zur Welt. Ebenso kann der Alkohol zu einer Mikrozephalie (kleiner Kopf) führen – auch dies erleichtert in den Auswirkungen die Geburt. Die toxische Wirkung des Alkohols behindert oder stoppt das Wachstum des ungeborenen Kindes. Die schädigende Wirkung dieses Ratschlages war augenscheinlich nicht bekannt.

Den bisher frühesten bekannten Hinweis auf die Gefährlichkeit von Alkohol für Schwangere findet man im Alten Testament: „*Nimm dich jedoch in Acht und trink weder Wein noch Bier und iss nichts Unreines!*", heißt es im „Buch der Richter" ca. 1004 Jahre v. Chr. (Przesang 2014).

Es mussten 3000 Jahre vergehen, ehe in Deutschland im Jahr 2012 die Diagnosedefinition zu FASD veröffentlicht und diese Erkrankung damit formal im ICD-10 (International Statistical Classification of Diseases and Related Health Problem; Internationale Statistische Klassifikation der Krankheiten und damit verbundener gesundheitlicher Probleme) anerkannt wurde. Viele Experten arbeiteten an der Erstellung der Diagnoseleitlinie mit. 2016 wurde der zweite Teil der Leitlinie veröffentlicht. So unterscheidet man jetzt die Diagnosen FAS, pFAS und ARND (Landgraf & Heinen 2016). In der Systematik des ICD-10 ist unter Q86.0 FASD als Alkoholembryopathie mit Dysmorphologie aufgenommen.

*„Alkoholkonsum der Mutter in der Schwangerschaft hat für die betroffenen Kinder lebenslange Folgen, die sich körperlich in einem Spektrum von der Latenz bis hin zur offensichtlichen Schädigung darstellen. Da die Symptome sehr variabel ausgeprägt sein können, wird bislang der Terminus Fetal Alcohol Spectrum Disorder (FASD) verwendet. Als „Fetale Alkohol-Spektrum-Störungen" werden also alle alkoholbedingten Einflüsse auf die Entwicklung des Embryos und Foeten zusammengefasst. FASD umfasst dabei das Vollbild des fetalen Alkoholsyndroms (FAS) sowie davon abgeleitete Auffangdiagnosen wie etwa das partielle FAS (pFAS).*" (Feldmann 2019)

## Ist eine Diagnose wichtig? 1.4

Diese Frage ist aus unserer Sicht eindeutig mit „Ja" zu beantworten. Die Diagnose macht FASD ein wenig sichtbarer und bietet die Chance, aus einer Stigmatisierung herauszukommen. Nur dann, wenn die Umwelt weiß, dass eine hirnorganische Schädigung Ursache des auffallenden Verhaltens eines Menschen ist, kann auch ein Verständnis für den Betroffenen entstehen.

Gleichermaßen ist eine Diagnose für die FASD-Betroffenen selber von großer Bedeutung. Die Behinderung zu erkennen, vor allem aber die eigene Beeinträchtigung zu akzeptieren, ist ist eine unbedingte Voraussetzung dafür, dass das Leben gelingen kann.

Menschen mit Körperbehinderungen wie einem fehlenden Bein sieht man ihre Beeinträchtigung unmittelbar an. Kaum jemand würde auf die Idee kommen und einen solchen Menschen für einen Marathonlauf trainieren wollen (uns ist bekannt, dass die Paralympics für jeden einzelnen Sportler hier wunderbar das Gegenteil beweisen ...). Hingegen bei den unsichtbar hirnorganisch betroffenen Menschen versuchen sowohl die Umwelt als auch der Betroffene selber regelmäßig Leistungen abzurufen, die zumindest ein langes und intensives Training voraussetzen.

Eine psychoedukative Vorgehensweise, die der gesamten Umgebung Informationen und Strategien für das gemeinsame Leben vermittelt, ist also unerlässlich. Je früher die Diagnose gestellt wird, desto zeitiger wird es gelingen, die Umwelt an FASD anzupassen – denn umgekehrt ist eine Anpassungsleistung des FASD-Betroffenen an seine Umwelt kaum zu leisten.

Eine frühe Diagnose öffnet die Türen zu den Fördermöglichkeiten und stellt ebenso eine nachhaltige Versorgung der Betroffenen und ihrer Betreuungssysteme sicher. Sekundärschäden bei Menschen mit FASD treten erschreckend häufig auf. In unserem Kontext treffen wir zunehmend auf „Drehtürkinder" – Kinder, die bereits viele Betreuungssettings durchlaufen haben, entwurzelt werden und in der Folge psychiatrische Krankheiten entwickeln.

Eine in 2016 veröffentlichte Studie der NCBI/USA belegt, dass die Lebenserwartung von Menschen mit FASD bei lediglich 34 Jahren liegt. Sogenannte „external causes", also „externe Ursachen", führten bei 44 % der FASD-Betroffenen zu einem frühen Tod. Dazu zählen laut der Studie im Wesentlichen Suizid, Unfälle, Alkohol- und Drogenmissbrauch (Pubmed 2016). Hier sehen wir dringenden Handlungsbedarf, die Lebensbedingungen der Menschen zu verbessern.

Noch einmal unser Fazit: Eine frühe Diagnose sorgt für frühe Hilfen und eine erheblich bessere Prognose für den betroffenen Menschen!

## 1.5 Alltägliche Auswirkungen der hirnorganischen Schäden, die das Leben mit FASD anstrengend machen

Durch Alkoholkonsum einer werdenden Mutter können neben organischen Schäden und Gesichtsauffälligkeiten auch gravierende Schäden im zentralen Nervensystem des Kindes im Mutterleib verursacht werden. Diese hirnorganischen Schäden sind nicht heilbar. Im Wesentlichen handelt es sich bei den Auswirkungen um:

- kleineres Gehirn (7 bis 18 % weniger Gehirnvolumen)
- geringere Anzahl an Synapsen
- bis zu 20fach langsamerer Informationsfluss in den Nervenbahnen
- Schwierigkeiten im Hirn- und Hormonstoffwechsel
- sehr unzureichende Vernetzung der Gehirnstruktur

Von außen erlebbar werden diese Schäden in Verhaltensweisen bzw. erheblich eingeschränkten Fähigkeiten. Einige dieser Besonderheiten, die ursächlich für viele Alltagsbelastungen sind, werden im Folgenden kurz erklärt.

## Eingeschränkte Exekutivfunktionen

Die sogenannten Exekutivfunktionen sind für unsere Entwicklung von zentraler Bedeutung: Sie ermöglichen uns, unser Denken und Verhalten zu steuern. *„Wir brauchen unsere exekutiven Funktionen, um die komplexen Anforderungen einer sich ständig veränderten Umwelt erfolgreich zu bewältigen“* (Walk & Evers 2013). Sie sind Grundlage für unsere Handlungsplanungen. In der Literatur finden wir eine Einteilung in drei Bereiche:

- Arbeitsgedächtnis
- Impulskontrolle
- kognitive Flexibilität

Das Zusammenspiel dieser drei Bereiche bildet im Wesentlichen die Steuerzentrale unseres Handels.

### Arbeitsgedächtnis

Menschen mit FASD können sich nur schwer Dinge merken. Es kommt hinzu, dass einige Dinge offenbar gut abgespeichert werden, andere gar nicht. Das macht es sowohl für die von FASD betroffenen Menschen als auch für die Bezugspersonen schwierig. Im Alltag gibt es kaum erkennbare Marker für Dinge, die im Gedächtnis behalten, und solche, die vergessen werden.

Die Fähigkeit, sich zu konzentrieren, ist häufig sehr gering ausgeprägt. Dazu ist oft „von außen“ betrachtet nicht erkennbar, worauf sich Menschen mit FASD alles konzentrieren müssen. Komplizierter wird es zusätzlich dadurch, dass eine zu lange Konzentrationsphase schnell in eine Überforderung führt.

Die Komplexität des täglichen Lebens erfordert jedoch ein hohes Maß an Konzentration. Ein Filter, der wichtige von unwichtigen Dingen abgrenzt, ist bei Betroffenen nicht vorhanden.

## Kognitive Flexibilität

Der Alltag stellt uns immer wieder vor neue Aufgaben und Veränderungen. Für Menschen mit FASD sind Veränderungen kaum zu bewältigen. Ursache für dieses Scheitern ist die fehlende kognitive Flexibilität – der für sie funktionierende Modus lautet: „Jeder Tag ist Mittwoch!" (Siehe auch Seite 15.)

## Geringe Impulskontrolle (Inhibition)

Wenn etwas nicht nach Plan läuft, hilft uns die Impulskontrolle. Wir können andere Bedürfnisse sowie Bedürfnisse anderer wahrnehmen, die eigenen Impulse bewusst hemmen und zunächst zurückstellen. Ähnlich wie der fehlende Filter für die kognitive Flexibilität fehlt Menschen mit FASD auch häufig gänzlich die Möglichkeit, Impulse zu kontrollieren und zu hemmen.

## Zusammenfassend ...

Menschen mit FASD können nur sehr begrenzt auf planerische und steuernde Fertigkeiten zugreifen. Sie scheitern regelmäßig bei dem Einstieg in eine Handlung. Anziehen, duschen, Zähne putzen ... All die vermeintlich einfachen alltäglichen Tätigkeiten setzen voraus, dass man eine Planungsreihenfolge denken, ein Ziel verfolgen, andere Impulse ausblenden kann.

In neuen Kontexten ist dies für die Betroffenen nahezu nicht mehr leistbar, selbst dann, wenn es im häuslichen Umfeld eigentlich klappt. Die Duschabfolge zu Hause ist eben nicht die Duschabfolge im Hallenbad. Eine Abstraktion von anderen Lebenserfahrungen/Lebenswelten ist nahezu unmöglich. Die Entwicklung einer Lösungsstrategie wird vom Umfeld als bisweilen sehr skurril wahrgenommen (WALK & EVERS 2013).

## Sprachverständnis ist häufig umgekehrt proportional zum Sprachausdruck

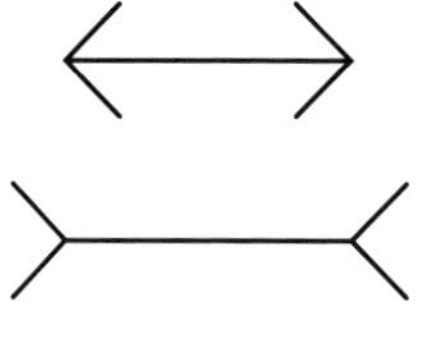

Die parallel verlaufenden Linien sind gleich lang

Der Sprachausdruck ist oft erstaunlich gut und daher sicher als Ressource zu sehen. Hingegen sind das Sprachverständnis und auch der Wortschatz sehr gering. Die Betroffenen werden daher häufig überschätzt: Die Umwelt erliegt regelmäßig dem Irrglauben, dass ein Mensch, der sich gut ausdrücken kann, auch alles versteht, was ihm gesagt wird. Voraussetzung dafür wäre aber eine funktionierende Vernetzung der beiden Gehirnhälften. Sprachbildung und Sprachverständnis passieren im Gehirn an unterschiedlichen Orten.

## Fehlende Plausibilitätskontrolle

Menschen mit FASD fallen durch viele fantasievolle Geschichten auf. Ihnen fehlt die Möglichkeit einer Plausibilitätskontrolle. Diese Geschichten wirken aus ihrem Munde wie Realität. Fragt man die FASD-Betroffenen, bestätigen viele diese Wahrnehmung der Mitmenschen – für die Betroffenen *ist* ihre Geschichte die Realität.

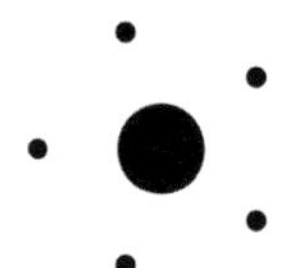

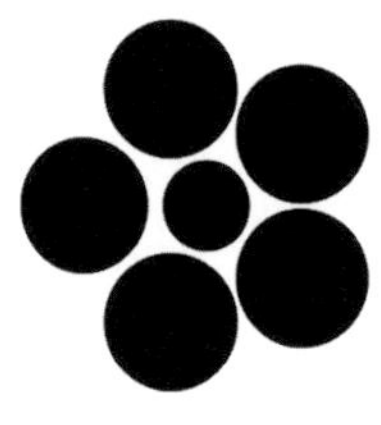

Die Kreise in der Mitte sind gleich groß

In den Geschichten können sich Informationen unterschiedlichster Herkunft mischen. Diese von den FASD-Betroffenen wahrgenommene Realität kann Inhalte beispielsweise aus Büchern, dem Fernsehen, dem richtigen Leben, der eigenen Fantasie etc. enthalten. Eine Überprüfung der Plausibilität der Geschichte ist im besten Fall mithilfe der Bezugspersonen und viel Geduld möglich – aber von den Betroffenen selbst nahezu nicht leistbar. Wir erleben diese Plausibilitätskontrolle bei optischen Täuschungen

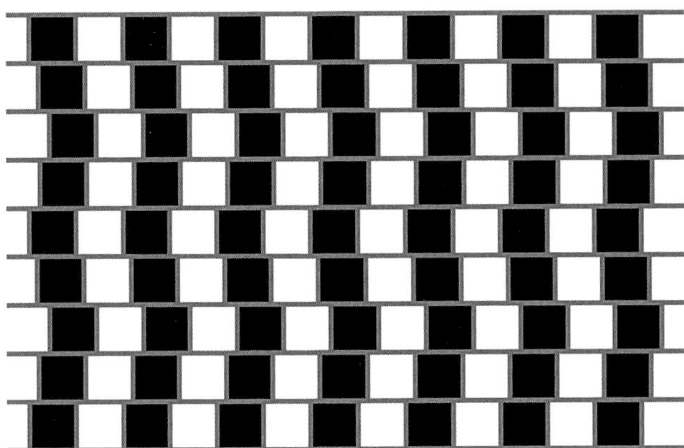

Die horizontalen, grauen Linien verlaufen alle parallel

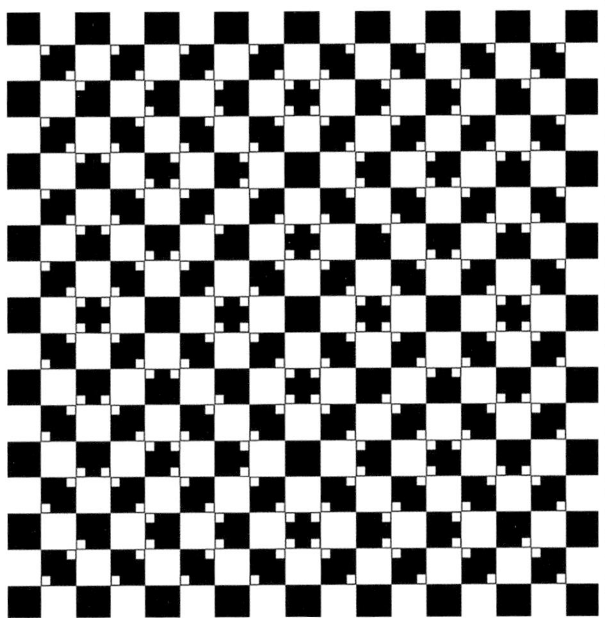

Die vertikalen Linien verlaufen ebenfalls parallel

auch. Menschen mit einer funktionierenden Struktur des zentralen Nervensystems können aber erkennen, dass es sich um eine Täuschung handelt und nicht die Realität abbildet.

Die Wertigkeit von Informationen kann kaum eingeschätzt werden Informationen prasseln als gleichwertige Reize in das Gehirn der Betroffenen ein. Es fehlt ein Filter, der hilft, wichtige von unwichtigen Informationen zu trennen. Im Straßenverkehr ist das besonders gefährlich: Die schöne, kleine, miauende Katze auf der anderen Straßenseite kann da erheblich wichtiger sein als der von der Seite heranfahrende LKW.

## Fragmentierte Erfahrungslandkarte

Die Betroffenen können die eigenen Erfahrungen nicht „gebündelt" im Gehirn abspeichern. Einzelne Fragmente bleiben als Teilerinnerung abgespeichert, andere sind einfach weg. In der Sprache der Funktionsweise eines Computers sind diese „Dateien" zu allem Überfluss auch noch an „falschen" Orten bzw. in anderen Kontexten abgespeichert, sodass sie bei der Wiedergabe der Erfahrungen auch in einem gänzlich anderen Kontext wieder auftauchen können (vgl. Plausibilitätskontrolle) – ohne dass die Betroffenen sich dessen bewusst sind. Wir unterstellen in einem solchen Zusammenhang leicht: „Du lügst!", „Was erzählst du für einen Quatsch?" Manchmal mag das auch so sein – als Außenstehende können wir aber kaum beurteilen, was gelogen bzw. was schlichtweg vertauscht oder vergessen ist.

## „Schönes Chaos und schlechtes Chaos"

Menschen mit FASD haben eine sehr kleine Komfortzone – damit ist der Bereich gemeint, in dem wir uns wohl fühlen und orientieren können, auch in belasteten Lebenssituationen. Für Menschen mit FASD muss das Leben in engen und unbedingt für sie überschaubaren Bahnen ablaufen. Janine (betroffene junge Frau) hat diesen Umstand für sich mit einem *„schönen Chaos und einem schlechten Chaos"* beschrieben. Veränderungen der üblichen, bekannten Abläufe stellen sie vor große Herausforderungen und führen in ihrer Welt zu Überforderungen. Hierbei spielt es für sie keine Rolle, ob es sich um vermeintlich „schöne“ Ereignisse oder „schlechte“ Ereignisse handelt. Der bevorstehende Urlaub macht gleichermaßen Stress wie ein Unfall.

## Reset-Taste

Häufig entsteht von außen betrachtet der Eindruck, als gebe es eine Art Reset-Taste im Leben der Menschen mit FASD. Regelmäßig erfolgt ein „Systemneustart“, leider mit dem großen Manko, dass nicht alle „Programme“ in vollem Umfang neu gestartet werden. Permanent gehen also Informationen verloren, und weder die Betroffenen selber noch das Umfeld sind in der Lage zu beurteilen, welche Informationen gerade fehlen.

## Training und Wiederholungen

Ein wesentlicher Handlungsansatz für Betreuungssysteme mit FASD sind Wiederholungen – „jeder Tag ist Mittwoch“ – und ein damit verbundenes Training von Alltagsstrukturen. Diese Wiederholungen sind hilfreich im täglichen, wöchentlichen, monatlichen und jährlichen Rhythmus und helfen, einen sicheren Rahmen für die Betroffenen zu bieten. Gleiche Tagesabläufe sorgen für einen Wiedererkennungswert bei den Betroffenen und schaffen Entlastung.

Das gilt gleichermaßen für Abläufe in zeitlich größeren Intervallen. Urlaubsrituale wie „immer der gleiche Ort, immer der gleiche Ablauf beim Start in den Urlaub, immer der gleiche Ablauf bei der Rückkehr“ schaffen Sicherheit und bei „langem Atem“ auch eine Möglichkeit, sich allmählich auf eine Veränderung freuen zu können – dann, wenn es eigentlich keine Veränderung mehr ist. Diese Paradoxie ist Teil der Lebenswelt mit FASD.

## Welche Wirkungen können mit dem Sortierbuch erzielt werden?

Bevor es darum geht, wie die einzelnen Schritte der Arbeit mit dem Sortierbuch ablaufen und zu bearbeiten sind, beschreiben wir einige Erfahrungen und Effekte der Arbeit mit dem Buch.

Komplexität und Unübersichtlichkeit des Alltages sind für die Betroffenen wesentliche Ursachen ihrer Überforderung. Als Folge kommt es aufgrund fehlender regulierender Instanzen immer wieder zu einem Verhalten, das auch die Menschen in der Umgebung überfordert.

Wir erleben dann Verhaltensweisen wie:

- massive Impulsausbrüche
- entweichendes Verhalten
- delinquentes Verhalten
- depressives Verhalten

## Unsere Erfahrungen mit einem „sortierten FASD-Kopf" sind sehr positiv. Warum ist das so?

Die Arbeit mit dem Sortierbuch …

- … schafft eine Ordnung und bewirkt so Überschaubarkeit. Sie ersetzt vielfach Fantasien durch Realitäten.

- … ist ein niedrigschwelliges Mittel zur Psychoedukation – also zu Aufklärung und Erklärung, was FASD bedeutet. Durch die Auseinandersetzung mit den Gedanken, Fantasien und Geschichten sind beide – FASD-Betroffener und Betreuer – fortwährend nah an den FASD-bedingten Einschränkungen. Sie können diese erkennen und gemeinsam bearbeiten. Im besten Fall entwickeln so beide gemeinsam alltagstaugliche Strategien zum Umgang mit alltäglichen Problemen.

- ... vermittelt Selbstwirksamkeit. Viele Betroffene haben das Vertrauen in die eigenen Fertigkeiten gänzlich verloren oder zumindest gründlich verlernt. Im Dialog mit der Bezugsperson schöpfen sie wieder Vertrauen, finden die Teile der Wahrnehmung, auf die sie sich verlassen können, fassen nach und nach Mut, schwierige Themen in Worte zu fassen oder Worte dafür zu hören. Sie erleben eine mögliche Teilnahme am eigenen Leben und gehen kleine Schritte, die die häufig gespürte Ohnmacht mindern.

- ... öffnet den Blick der Betroffenen auf uns Helfer und unsere wichtige positive Funktion. Die Arbeit macht Mut, in schwierigen Situationen Fragen zu stellen und um Hilfe zu bitten. Kleinschrittig sorgt der wohlwollende Dialog dafür, dass gegenseitiges Vertrauen trainiert/erlernt wird.

- ... minimiert im besten Fall vermeintliche Lügengeschichten und hilft, „echte" Lügen leichter zu erkennen. Das Fabulieren der Kinder von absichtlich falsch vermittelten Informationen zu unterscheiden, ist ein schwieriger Vorgang. Gelingt dieser Prozess, wird er von allen Beteiligten als sehr entlastend erlebt. Betreuer oder Familienangehörige der Betroffenen erleben diese fabulierten Geschichten ansonsten als hoch belastend.

- ... wirkt wie eine Art externe Festplatte für eine Datensicherung. Dadurch werden Kapazitäten auf der „internen Festplatte" frei. Häufig wird dies von den Kindern als Befreiung/Entlastung erlebt. Es ist leichter, sich den Platz für das Sortierbuch zu merken, als all das, was darin steht.

- ... verbessert Transparenz und Kommunikation im Bezugssystem. Durch die Verschriftlichung und Klärung der Themen sind diese für alle Beteiligten präsenter, fördern den positiven Austausch und produzieren viele sogenannte „Aha-Erlebnisse". Ebenso ist es eine sehr gute Prophylaxe gegen eine Systemspaltung. Die skurrilen, häufig unaufgeklärten Geschichten sorgen allzu oft für Auseinandersetzungen unter den Erwachsenen bzw. Betreuenden.

- ... baut häufig eine wichtige Brücke zwischen Sprachausdruck und Sprachverständnis. Sie deckt einfach fehlende „Vokabeln“ auf und bietet schnell Möglichkeiten eines verbesserten bzw. richtigen Verständnisses. Die Betroffenen bekommen dadurch Wörter und Ideen und erweitern langsam ihre Kompetenzen.

Zusammenfassend ist zu bemerken, dass nicht alle oben beschriebenen Beeinträchtigungen bei allen Betroffenen zum Tragen kommen. Aus unserer Erfahrung hat es sich bewährt, die geschilderten Besonderheiten im täglichen Miteinander stets im Hinterkopf zu haben. Menschen mit FASD, insbesondere Kinder, sind *auch* ganz gewöhnliche Menschen. Bisweilen sind die kleinen Engel auch kleine Bengel. Manchmal hört man Sätze wie: „Ich kann das nicht – ich habe FASD.“ Hier zu differenzieren, zu sortieren, stellt eine große Herausforderung für die Umwelt dar.

Gleichermaßen ist dieser Umstand eines der großen Lernfelder für die FASD-Betroffenen. Diese tägliche Herausforderung zu bewältigen, wird durch das vorliegende Buch unterstützt. Das Sortierbuch ist kein Wundermittel oder gar ein Heilmittel – es hilft aber beim Sortieren, es ist *eine* Strategie, sogar eine sehr gute.

Notwendigerweise ist auch hierfür *Geduld* eine wesentliche Voraussetzung. *Nachhaltigkeit* ist eine zweite wesentliche Voraussetzung. Eine gewisse Portion *Humor* ist überaus hilfreich. *Gelassenheit* erweist sich als sehr förderlich.

Das Buch alleine kann nicht zaubern – es hilft jedoch, vorhandene Ressourcen zu entdecken, und lässt diese sichtbar werden.

# Mein Sortierbuch 2.

### Eine Anleitung/Hinführung zur Nutzung des Buches

Dieses Buch dient als Werkbuch für die tägliche Arbeit mit Kindern, Jugendlichen und jungen Erwachsenen mit FASD.

## Ziel und Idee 2.1

Ziel des Sortierbuches ist es, fortwährend die Gedanken, Fantasien, Erlebnisse, Ängste, Freuden etc. der Betroffenen mit der Realität abzugleichen bzw. diese zu sortieren. Wie in Punkt 4 beschrieben, fehlt den Betroffenen häufig die Plausibilitätskontrolle und damit ein wichtiges Instrument im täglichen Umgang mit den eigenen Gedanken, Gefühlen, Wahrnehmungen.

Die Arbeit mit dem Sortierbuch bildet hier immer wieder einen Realitätsanker. Ebenso fokussiert die Arbeit sowohl die Betroffenen als auch die Bezugspersonen kontinuierlich auf die Fakten und die Ressourcen. Das Buch hilft, FASD im Alltag erlebbarer zu machen.

## Wer ist an der Arbeit mit dem Sortierbuch beteiligt? 2.2

Die Arbeit mit dem Sortierbuch soll gebunden an eine Bezugsperson durchgeführt werden. Im Alltag soll das Buch jedoch für alle Betreuenden zugänglich sein, damit die Themen der Kinder transparent bleiben. Ebenso hat es die Funktion, immer wieder dieselben Formulierungen als Realitätsanker verwenden zu können. Weitere beteiligte Personen in Familiensystemen, Wohngruppen etc. haben so die Möglichkeit, dem Kind gleiche Antworten/Aussagen und Rückmeldungen zu geben, die Sicherheit vermitteln.

Für die Nutzung des Buches ist es wichtig, sich eine reizarme Umgebung zu suchen. So kann Ablenkung vermieden werden, und die

Konzentrationsspanne der Betroffenen ist höher. Zeit und Ruhe bei der Nutzung unterstützen dies ebenfalls. Die Betroffenen benötigen den Raum, die Zeit – einfach das Ritual, um sich zu öffnen und sich auf die eigenen Stärken, Gedanken, Fantasien, Ängste etc. zu konzentrieren – eben auf das „Chaos im Kopf".

Das Buch ist nur in Begleitung der Bezugsperson, mit der es bearbeitet wird, für die Betroffenen zugänglich. So können Missverständnisse vermieden werden. Es entsteht ein vertrautes Ritual.

Wie bereits beschrieben, können sich Betroffenen nur schwer Dinge merken bzw. würfeln diese Dinge wild durcheinander. Sie haben eine schwache Gedächtnisleistung. Hilfreich ist es daher, das Sortierbuch in der Anfangszeit in regelmäßigen Abständen und engen Intervallen zu nutzen. Die Entwicklung einer Routine ist ein guter Übungseffekt, und die Wiederholung sorgt für erste Erfolge.

## 2.3 „Mein Sortierbuch" – der Einstieg

Für die Betroffenen soll dieses Buch eine Hilfe im Alltag werden. Durch die Personalisierung des Buches gelingt ein guter Einstieg und eine Heranführung an das Buch. Auf dem Cover ist Platz für ein Foto des Betroffenen, auf dem Banner darunter wird der Name eingetragen. So entsteht ein individueller Bezug zu „meinem" Sortierbuch.

## 2.4 „Mein Sortierbuch" – Sortierseiten

Ab hier übernimmt die Bezugsperson und leitet den Betroffenen in der Arbeit mit dem Sortierbuch an. Auf der Sortierseite sehen Sie links in Grün die Spalten für seine Gedanken. Auf der rechten Seite ist in Gelb Platz für die sortierten Gedanken. Die farblich unterschiedliche Gestaltung gewährleistet einen guten Überblick.

Ausschließlich die Bezugsperson trägt Inhalte in das Buch ein. Auch hier gilt, möglichst immer gleiche Rituale zu etablieren und mit dem Naheliegenden zu beginnen, dem Datum in der dafür vorgesehenen Spalte. Um eine gewisse Routine zu gewinnen, ist es in der Anfangszeit empfehlenswert, drei- bis viermal pro Woche mit dem Sortierbuch zu arbeiten.

Nach unserer Erfahrung entwickelt sich die Arbeit damit sehr individuell. Viele Betroffene fordern die Hilfe beim Sortieren des eigenen Chaos im Kopf bei den Betreuern regelmäßig ein. Diese Bedarfsorientierung hat sich als sehr förderlich für den Prozess erwiesen. Gleichermaßen ist es ausgesprochen konfliktreduzierend, wenn die betreuenden Menschen in absehbar schwierigen Situationen die Initiative zur Arbeit mit dem Sortierbuch ergreifen. So können die Betroffenen die Erfahrung machen, dass eine vorbeugende „Auseinandersetzung" hilfreich ist.

## Die grüne Sortierseite

Der erste Gedanke des Betroffenen wird von der Bezugsperson aufgeschrieben. Hierbei ist es wichtig, diesen Gedanken klar zu verschriftlichen – klar im Sinne des Verständnisses des Betroffenen. Oft kommt es an diesem Punkt dazu, dass viele verschiedene Gedanken in einem Satz formuliert werden. Die Bezugsperson hat hier die Aufgabe, diese zu trennen und in einem oder zwei klaren Sätzen aufzuschreiben. Hilfreich ist es, sich die Inhalte aus den Abschnitten über das Sprachverständnis der Betroffenen zu veranschaulichen. Im Dialog mit dem Kind ist es notwendig, durch häufiges und wertfreies Hinterfragen eine Essenz seiner Erlebniswelt herauszuarbeiten. Das Sprachverständnis ist sehr gering, daher gilt es gut zuzuhören, nachzufragen und so den Kern des Gedankens, der Fantasie, der Idee herauszugreifen. Diese Unterstützung ist notwendig und hilfreich, um den ersten Schritt des Sortierens abzuschließen.

Diese geschilderte Vorgehensweise verlangt beiden Beteiligten Geduld ab! Wichtig ist, dass es zu keiner Bewertung durch die Bezugsperson kommt. Für den hier begonnenen Prozess ist Wertfreiheit unerlässlich und ermöglicht dem Betroffenen, sich der eigenen inneren Welt zu stellen und diese zu artikulieren. So erfahren wir als Bezugspersonen etwas darüber, wie es „in dem Kopf“ aussieht, und können dies als Basis für den weiteren Prozess nutzen.

## Die grüne Skala

Unterhalb jeder Gedankenspalte befindet sich eine Skala mit den Zahlen von 0 bis 10. Das Kind/der Jugendliche wird hier gefragt, wie sehr der gerade aufgeschriebene Gedanke es/ihn beschäftigt, wie viel „Chaos“ dieser im Kopf verursacht.

Die 0 steht dafür, dass der Gedanke wenig „Chaos“ verbreitet, die 10 steht für ein großes „Chaos“, der Gedanke beschäftigt den Betroffenen also sehr.

**Datum** ______________________

**Gedanke** ______________________________________________

______________________________________________

______________________________________________

______________________________________________

______________________________________________

______________________________________________

\+ −

**Chaos** 0 1 2 3 4 5 6 7 8 9 10

In der dafür vorgesehenen Spalte bestimmt der Betroffene, ob der Gedanke mit einem Plus-Zeichen für positiv oder einem Minus-Zeichen für negativ bewertet wird (siehe ‚schönes Chaos und schlechtes Chaos'). Damit der Kopf freier von Gedanken sein kann, wird dieser Prozess wiederholt, bis möglichst viele Gedanken aufgeschrieben sind. Zu Beginn der Arbeit mit dem Sortierbuch ist es hilfreich, sich auf eine Anzahl zu reduzieren. Im weiteren Verlauf und mit ein wenig Übung wird es immer schneller gelingen, Gedanken zu erfassen, zu formulieren und den zweiten Schritt zu gehen.

## Die gelbe Sortierseite

Auf der gelben, rechten Sortierseite werden die einzelnen Gedanken bearbeitet – sortiert. Gemeinsam kann für mehr Klarheit gesorgt werden. Zunächst sollte der Betroffene nach seinen eigenen Ideen dazu gefragt werden. In dem folgenden Dialog greift die Bezugsperson unterstützend ein. Sie fungiert hier als „Wegweiser": Die geäußerte Wahrnehmung wird in die möglichst objektive Realität geführt. Es geht immer darum, den Bezug zur Realität herzustellen.

**Thema**

**Sortierter Gedanke**

\+ −

 0 1 2 3 4 5 6 7 8 9 10  Chaos

Das Sortierbuch bietet im Alltagsdschungel des Betroffenen eine wertfreie Orientierung und Sortierung. Die gemachten Erfahrungen belegen, dass dieser Prozess entlastend ist. Die Ergebnisse werden möglichst in kurzen, klaren Sätzen aufgeschrieben.

## Die gelbe Skala

Unter der Spalte für die sortierten Gedanken befindet sich die bereits bekannte Skala von 0 bis 10. Nach dem Sortieren der Gedanken wird abgefragt, bei welchem Skalenwert der Gedanke nun liegt – sprich, wie viel „Chaos“ er jetzt noch verursacht. Diese Zahl sollte jetzt niedriger als zuvor sein. Ist dies nicht der Fall, sollte noch mal neu darauf geschaut und die Skaleneinteilung gemeinsam abgeändert werden. Ebenfalls wird hier der Gedanke vom Betroffenen selber mit „positiv“ oder „negativ“ bewertet.

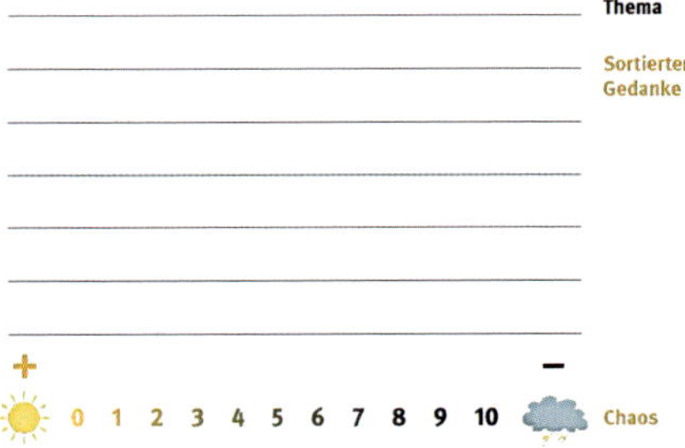


Um das Sortieren eines Gedankens abzuschließen, wird oben rechts der Gedanke benannt. Dies geschieht bei der Überschrift „Thema“. Dieser Punkt bildet eine Art „roter Faden“ – immer wieder beschäftigen sich Betroffene mit ähnlichen oder gar gleichen Gedanken. Um diese Muster zu erkennen, ist es hilfreich, eine Überschrift für die einzelnen Gedanken zu finden. Die Überschriften dienen in erster Linie den Bezugspersonen, um ggf. Muster zu erkennen. Gelingt dies, kann man mithilfe der Auswertseiten (siehe unten) leichter auf bereits zuvor bewährte Lösungen zurückgreifen.

Zur Veranschaulichung zwei Praxisbeispiele für die Arbeit mit dem Sortierbuch. Für einen Menschen mit einer gesunden hirnorganischen Entwicklung wäre es sicher kein Problem, eine eigene Lösung zu finden. Ein Mensch mit FASD jedoch ist dazu eben häufig nicht in der Lage. Die hirnorganische Schädigung ist Ursache für erhebliche Beeinträchtigung der exekutiven Funktionen. Dass diese exekutiven Funktionen reibungslos ablaufen, ist aber eine Voraussetzung, um Lösungen gestalten zu können. In Stresssituationen führt die FASD-Fehlfunktion jedoch häufig zu einer Blockade im Hirn, die kein Handeln mehr zulässt – in vielen Teilen nicht einmal mehr erlaubt, das Problem überhaupt beschreiben zu können.

Hier braucht es Ihren Einsatz! Annahme, Wörter finden, Stress reduzieren, Strategien erarbeiten …

## Beispiel 1:

Silvia, 24 Jahre (Name geändert). Sie lebte seit ihrem 8. Lebensjahr in der familienanalogen Wohngruppe des Autors R. Neier. Jetzt lebt sie mit ihrem Partner gemeinsam in einer Wohnung. Derzeit wird sie weiter durch pädagogische Fachkräfte einer Eingliederungshilfeeinrichtung betreut und geht einer beruflichen Tätigkeit in einer Werkstatt für Menschen mit Behinderungen nach. Gesundheitlich ist sie seit einigen Wochen mit intensiver Unterstützung der betreuenden Fachkräfte mit einer Ernährungsumstellung zur Gewichtsreduzierung beschäftigt. Ebenso steht im Fokus eine körperliche Aktivierung zur Unterstützung des Zieles, gesund und nachhaltig das eigene Körpergewicht zu reduzieren.

Silvia ruft mich nach einem Arztbesuch panisch an: „Ralf, wir müssen reden!“ Ich hatte nicht unmittelbar Zeit, vereinbarte aber ein Treffen für den gleichen Abend. Am Treffpunkt angekommen, fand ich sie gänzlich aufgelöst. Sie sagte, sie sei beim Arzt gewesen, und dieser habe ihr mitgeteilt, wenn sie so weitermache, bekäme sie in 20 Jahren einen Herzinfarkt. „Ralf, ich sterbe!" Ein „Klassiker" aus dem FASD-Alltag: ein uninformierter Arzt, zumindest über FASD, unklare Informationen im Konjunktiv …

FASD-logische Folge: Panikattacke!

Hier war die Arbeit mit dem methodischen Ansatz des Sortierbuches schnell erfolgreich. Silvia hatte ihre bereits vor Wochen begonnene Ernährungsänderung mit dem Ziel der Gewichtsreduktion gedanklich verdrängt. Den Zeitraum „20 Jahre" konnte sie nicht einschätzen. Wir haben beide Dinge kurz benannt und sichtbar notiert. Als diese Informationen für sie in ihrer Wahrnehmung angekommen waren, lautete ihre verblüffte Reaktion: „Ach soooo!"

**Beispiel Silvia**

Ihr zunächst geäußerter Stresspegel von 11 (dies gab sie an, obwohl sie wusste, dass die Skala nur bis 10 reicht – Humor hat sie auffallend auch in ähnlichen Situationen immer bewiesen) reduzierte sich nun laut ihrer Wahrnehmung auf 3.

**Datum** *14.10.2019*

**Gedanke** *Ralf, der Arzt hat gesagt, ich sterbe – ich habe voll die Panik!*

\+ −

**Chaos** 0 1 2 3 4 5 6 7 8 9 10

Sie musste zum einen verstehen, dass sie eine Veränderung in ihrem Ernährungsverhalten bereits initiiert hatte, und zum zweiten sind 20 Jahre fast so lang ist wie ihre bisherige Lebenszeit. Es bleibt also noch Zeit, um Dinge zu ändern. Diese gedankliche Leistung ist ihr alleine nicht gelungen – hier benötigte es eines Impulses von außen. Diese Situation stellt beeindruckend ein Beispiel dar, dass die exekutiven Funktionen nachhaltig geschädigt sind. Das Wissen um die bereits eingeleiteten Veränderungen und auch ihre Lebensspanne – entsprechend ein Gefühl für Zeit – ist für Silvia in solchen Situationen einfach nicht abrufbar. Es benötigt eine externe Hilfe, da die hirnorganische Schädigung einen Zugriff auf die Informationen nicht zulässt.

**Beispiel 2:**

Auch von außenstehenden Personen als positiv wahrgenommene Situationen können für Menschen mit FASD ein erhebliches Chaos im Kopf verursachen. Eine beeindruckende Erfahrung hierzu machten wir während einer Gruppenfreizeit mit drei Mädchen und zwei begleitenden Kolleginnen.

**Thema**

**Sortierter Gedanke**

Du hast bereits etwas verändert und arbeitest daran, Dein Gewicht wieder zu reduzieren – und Du hast das bereits einmal geschafft. Und 20 Jahre ist fast so lang, wie Du bereits lebst – also bleibt genügend Zeit, um abzunehmen.

+

0 1 2

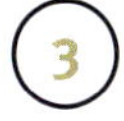

4 5 6 7 8 9 10

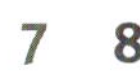

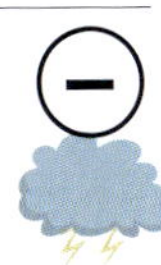

Chaos

Wir waren in einem wunderbaren großen Haus an der See. Jedes der Kinder hatte ein eigenes Zimmer, und insgesamt bot das Haus einen tollen Komfort. In der Vorbereitung hatten wir mit den drei Mädchen die Urlaubsaktivitäten detailliert besprochen und gemeinsam die Urlaubswoche geplant und gestaltet.

Nach zwei Tagen kam es bei einem der Mädchen – Mandy (Name geändert) – zu einem „großen" Zusammenbruch. Bis zu dem Zeitpunkt hatten wir keinerlei problematisches Verhalten oder Erleben wahrgenommen.

**Beispiel Mandy**

Mandy war für einige Zeit „abgehauen" und nachdem sie zurückgekehrt war, erschien sie aufgelöst und verzweifelt. Zunächst gestaltete sich eine Klärung ausgesprochen schwierig, da wir keinerlei Anhaltspunkte für das Verhalten hatten. Mandy äußerte, nachdem sie sich ein wenig beruhigt hatte, dass in ihrem Kopf ein völliges Chaos herrsche. Sie habe die zwei Tage erlebt und die seien wunderschön gewesen. Jetzt habe sie aber so viele neue schöne Eindrücke im Kopf

**Datum** 14.10.2019

**Gedanke** *Ich bin mit den vielen schönen Dingen hier völlig überfordert. Das Meer, das schöne Haus, die vielen Aktionen, die lange Autofahrt. Ich halte das nicht aus!*

**Chaos** + 0 1 2 3 4 5 6 7 8 ~~9~~ 10 –

Anleitung

und könne nicht noch mehr aushalten. Sie wisse, was in den nächsten Tagen noch alles geplant sei, und würde am liebsten zurück nach Hause fahren.

Mithilfe des Sortierbuches sammelten wir erst mal ihre Gedanken zum Chaos im Kopf. Ihr Belastungspegel lag bei 9. Etwas abgewandelt nutzten wir das Sortierbuch. Wir hielten darin gemeinsam fest, wie die restlichen Tage im Urlaub dazu beitragen können, das Chaos zu minimieren. Mandy konnte äußern, dass der Stresspegel unter 4 gedrückt werden müsse, damit das gelingen könne. Wir trafen Absprachen mit ihr, die vielen neuen und schönen Reize zu reduzieren.

Mandy wollte hauptsächlich im Haus und auf der Terrasse bleiben, keinerlei Ausflüge mehr machen, und auch das Meer sei zu schön, zu laut und viel zu „weit" – man sehe gar kein Ende.

Mit diesen Maßnahmen war der Urlaub zumindest bis zum Ende durchführbar. Eine der beiden Betreuerinnen blieb mit Mandy

**Thema**

**Sortierter Gedanke**

*Wir bleiben im Rest der Freizeit nur im Haus und im eigenen Garten. Es gelten dieselben Regeln wie zu Hause. Wir besprechen abends immer den Ablauf des nächsten Tages.*

**–**

0 1 2   3 4 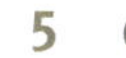 5 6 7 8 9 10  Chaos

immer am Haus und übte sich in „pädagogischer Enthaltsamkeit". Mandy konnte die Zeit daraufhin genießen.

Uns positiv erscheinende Erlebnisse identifizieren wir häufig nicht als Stressfaktoren. Für Menschen mit FASD können sie aber gleichermaßen belastend sein wie offensichtliche Stressoren.

## Die Auswertseite

Nach etwa 20 „Gedanken" soll eine Auswertungsseite ausgefüllt werden. Hier werden gezielt Ressourcen gesammelt, verinnerlicht und wiederholt. Die Bezugsperson schaut sich die Gedanken der vorherigen Zeit an. Es werden die zwei Gedanken ausgewählt, die die höchste Priorität hatten. Entweder lagen sie auf der Skala im höheren Bereich, oder der Gedanke / das Thema hat sich öfter wiederholt. Der Gedanke / das Thema wird noch einmal mit dem Betroffenen besprochen und in Erinnerung gerufen.

Nun können die Ressourcen des Betroffenen in der ersten Spalte aufgeschrieben werden. Wie hat er es geschafft, was hat er dafür getan, den Gedanken zu bearbeiten / verarbeiten? Hier ist viel Platz für Lob, und es ist *die* Aufgabe der Bezugsperson, sich auf die positiven Aspekte und Aktivitäten des Betroffenen zu konzentrieren und diese hervorzuheben. Die Frage „wie ist dir das gelungen?" in allen möglichen Abwandlungen ist hier ein wichtiges sprachliches Werkzeug. Sie vermittelt dem Betroffenen eine Selbstwirksamkeit und stärkt das Selbstvertrauen.

Im Anschluss kann der Betroffene benennen, wie seine Helfer ihn bei der Lösung unterstützt haben. Helfer können alle Menschen in dem Netzwerk des Betroffenen sein. Es wird aufgeschrieben, was sie fördernd getan haben. Anschließend werden in der darauffolgenden Spalte die Helfer beim Namen genannt und aufgeschrieben.

**Thema:** **Seite:**

**Was habe ICH besonders gut gemacht?**

**Was haben meine HELFER besonders gut gemacht?** **Meine Helfer:**

Diese Auswertungsseite ist immer dann besonders hilfreich, wenn gleiche oder ähnliche Themen erneut auftauchen. So kann der Betroffene nachlesen, was, wie und wer ihm zuvor geholfen hat. Dies kann als Hilfe dienen, um in ähnlichen Situationen zu wissen, wie gehandelt werden kann. Es ist eine Orientierung für den Betroffenen.

Auch alle Betreuer können und sollten sich diese Seiten ansehen und die Betroffenen im Alltag daran erinnern und wiederholen, wiederholen, wiederholen, was in schwierigen Phasen zu Lösungen geführt hat. Ziel ist es, durch die Wiederholung und das Bewusstmachen der eigenen Ressourcen mit künftigen Themen sortierter umgehen zu können. Wie schon beschrieben, handelt es sich hier um ein Training.

## 2.5 Hilfreiche Regeln für die Arbeit mit dem Werkbuch

### Stetigkeit

Mache immer alles gleich und gebrauche immer die gleichen Worte. Verändere nichts.

### Genauigkeit

Sag genau, was Du meinst, in einfachen Sätzen. Sprache muss präzise sein. Außerdem: Anreize setzen, also nicht: „Wenn Du heute ungezogen bist, dann gibt es eine Strafe", sondern: „Wenn Du heute dein Zimmer aufräumst, dann gibt es Fernsehen."

### Sei konkret

Gebrauche einfache, konkrete Worte, keine Worte mit Doppeldeutung.

### Aufpassen

Passe zu jeder Zeit auf den Betroffenen auf.

### Einfachheit

Die Umgebung soll ruhig und reizarm sein. Neutral ist gut. Das Zimmer soll farblich neutral sein und aufgeräumt.

### Wiederholung

Sage Dinge wieder und wieder. Jeden Morgen die täglich wichtigen Regeln zusammenzufassen, hilft enorm.

### Routine

Der Tagesablauf muss jeden Tag identisch sein. Der Betroffene muss wissen, was passiert.

## Struktur

Finde einen einfachen Weg, Dinge zu erklären, mithilfe von Bildern, Wandtafeln etc. Stelle *immer nur eine* Aufgabe.

## Beziehung – Bindung

Biete immer eine konstante und wohlwollende Beziehung an. Halte die Bindung zu dem Betroffenen.

## Stärken stärken

Fokussiere Dich jeden Tag auf Deine Stärken und gleichermaßen auf die Stärken des Betroffenen.

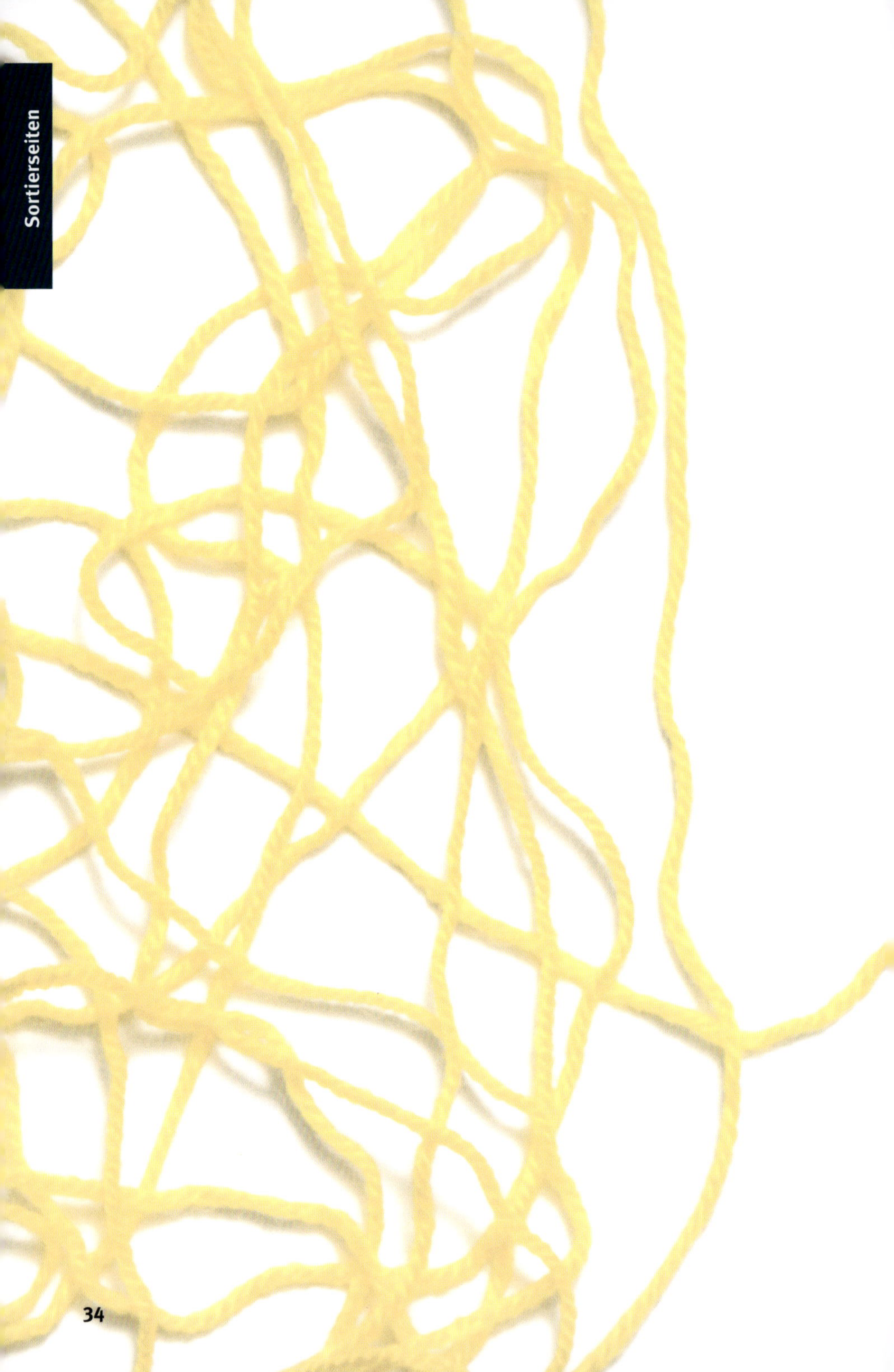

# Meine Sortierseiten

**Mein Name:**

______________________________

**Ich habe damit an diesem Tag begonnen …**

______________________________

**… und es an diesem beendet:**

______________________________

**Datum** ______________________

**Gedanke** ______________________

______________________

______________________

______________________

______________________

______________________

**+** **–**

**Chaos** 0 1 2 3 4 5 6 7 8 9 10

**Datum** ______________________

**Gedanke** ______________________

______________________

______________________

______________________

______________________

______________________

**+** **–**

**Chaos** 0 1 2 3 4 5 6 7 8 9 10

**Thema**

Sortierter Gedanke

\+ –

0 1 2 3 4 5 6 7 8 9 10 Chaos

**Thema**

Sortierter Gedanke

\+ –

0 1 2 3 4 5 6 7 8 9 10 Chaos

Sortierseiten

**Datum** ____________________

**Gedanke** ____________________

\+ –

Chaos 0 1 2 3 4 5 6 7 8 9 10

**Datum** ____________________

**Gedanke** ____________________

\+ –

Chaos 0 1 2 3 4 5 6 7 8 9 10

Thema

Sortierter Gedanke

+ –

0 1 2 3 4 5 6 7 8 9 10 Chaos

Thema

Sortierter Gedanke

+ –

0 1 2 3 4 5 6 7 8 9 10 Chaos

**Datum** ____________________

**Gedanke** ____________________

\+ –

**Chaos** 0 1 2 3 4 5 6 7 8 9 10

**Datum** ____________________

**Gedanke** ____________________

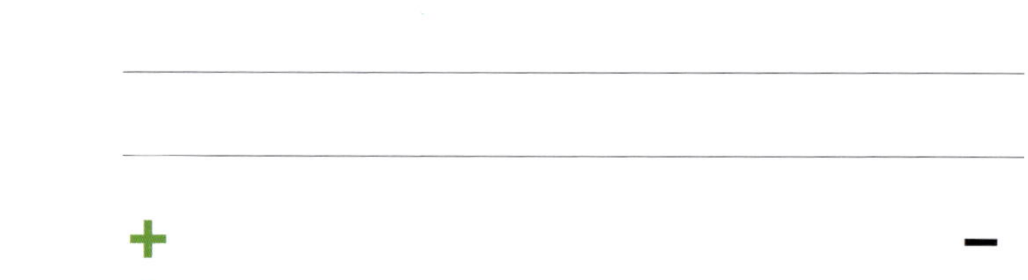

\+ –

**Chaos** 0 1 2 3 4 5 6 7 8 9 10

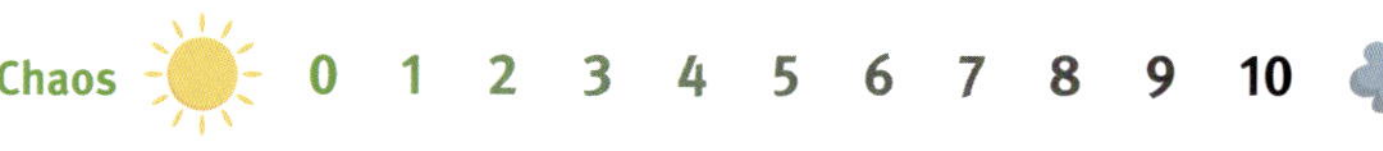

**Thema**

Sortierter Gedanke

\+ –

0 1 2 3 4 5 6 7 8 9 10 Chaos

**Thema**

Sortierter Gedanke

\+ –

0 1 2 3 4 5 6 7 8 9 10 Chaos

**Datum** ______________________

Gedanke ______________________

______________________

______________________

______________________

______________________

______________________

\+ –

Chaos 0 1 2 3 4 5 6 7 8 9 10

**Datum** ______________________

Gedanke ______________________

______________________

______________________

______________________

______________________

______________________

\+ –

Chaos 0 1 2 3 4 5 6 7 8 9 10

Thema

Sortierter Gedanke

+ –

0 1 2 3 4 5 6 7 8 9 10 Chaos

Thema

Sortierter Gedanke

+ –

0 1 2 3 4 5 6 7 8 9 10 Chaos

**Datum** ____________________

**Gedanke** ____________________________________________

______________________________________________________

______________________________________________________

______________________________________________________

______________________________________________________

______________________________________________________

+ —

Chaos 0 1 2 3 4 5 6 7 8 9 10

**Datum** ____________________

**Gedanke** ____________________________________________

______________________________________________________

______________________________________________________

______________________________________________________

______________________________________________________

______________________________________________________

+ —

Chaos 0 1 2 3 4 5 6 7 8 9 10

**Thema**

Sortierter Gedanke

\+ –

0 1 2 3 4 5 6 7 8 9 10 Chaos

**Thema**

Sortierter Gedanke

\+ –

0 1 2 3 4 5 6 7 8 9 10 Chaos

**Datum** ____________________

Gedanke ____________________

+ −

Chaos 0 1 2 3 4 5 6 7 8 9 10

**Datum** ____________________

Gedanke ____________________

+ −

Chaos 0 1 2 3 4 5 6 7 8 9 10

**Thema**

Sortierter Gedanke

+ –

0 1 2 3 4 5 6 7 8 9 10 Chaos

**Thema**

Sortierter Gedanke

+ –

0 1 2 3 4 5 6 7 8 9 10 Chaos

**Datum** ______________

**Gedanke** ______________________________

______________________________

______________________________

______________________________

______________________________

______________________________

\+ –

Chaos 0 1 2 3 4 5 6 7 8 9 10

**Datum** ______________

**Gedanke** ______________________________

______________________________

______________________________

______________________________

______________________________

______________________________

\+ –

Chaos 0 1 2 3 4 5 6 7 8 9 10

Thema

Sortierter Gedanke

\+

–

0 1 2 3 4 5 6 7 8 9 10

Chaos

Thema

Sortierter Gedanke

\+

–

0 1 2 3 4 5 6 7 8 9 10

Chaos

Sortierseiten

Datum

Gedanke

+ –

Chaos 0 1 2 3 4 5 6 7 8 9 10

Datum

Gedanke

+ –

Chaos 0 1 2 3 4 5 6 7 8 9 10

**Thema**

Sortierter Gedanke

\+ –

0 1 2 3 4 5 6 7 8 9 10 Chaos

**Thema**

Sortierter Gedanke

\+ –

0 1 2 3 4 5 6 7 8 9 10 Chaos

**Datum** ______________

**Gedanke** ______________

**+** **–**

**Chaos** 0 1 2 3 4 5 6 7 8 9 10

**Datum** ______________

**Gedanke** ______________

**+** **–**

**Chaos** 0 1 2 3 4 5 6 7 8 9 10

Thema

Sortierter Gedanke

\+ –

0 1 2 3 4 5 6 7 8 9 10 Chaos

Thema

Sortierter Gedanke

\+ –

0 1 2 3 4 5 6 7 8 9 10 Chaos

**Datum** ____________________

**Gedanke** ____________________

+ −

**Chaos** 0 1 2 3 4 5 6 7 8 9 10

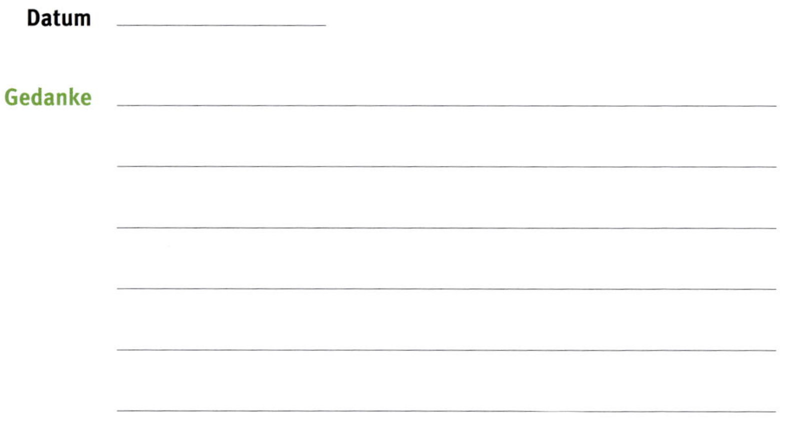

**Datum** ____________________

**Gedanke** ____________________

+ −

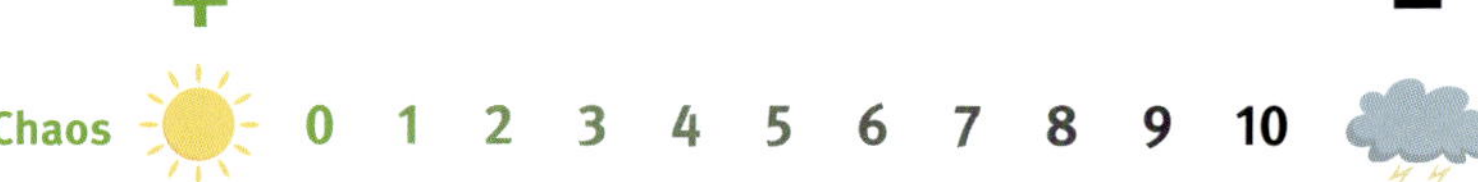

**Chaos** 0 1 2 3 4 5 6 7 8 9 10

**Thema**

Sortierter Gedanke

\+ –

0 1 2 3 4 5 6 7 8 9 10 Chaos

**Thema**

Sortierter Gedanke

\+ –

0 1 2 3 4 5 6 7 8 9 10 Chaos

Seite: Thema:

Was habe ICH besonders gut gemacht?

Meine Helfer: Was haben meine HELFER besonders gut gemacht?

Seite: Thema:

Was habe ICH besonders gut gemacht?

Meine Helfer: Was haben meine HELFER besonders gut gemacht?

Thema: Seite:

Was habe ICH besonders gut gemacht?

Was haben meine HELFER besonders gut gemacht? Meine Helfer:

Thema: Seite:

Was habe ICH besonders gut gemacht?

Was haben meine HELFER besonders gut gemacht? Meine Helfer:

**Datum** ________________

**Gedanke** ________________________________

\+ –

**Chaos** 0 1 2 3 4 5 6 7 8 9 10

**Datum** ________________

**Gedanke** ________________________________

\+ –

**Chaos** 0 1 2 3 4 5 6 7 8 9 10

**Thema**

Sortierter Gedanke

\+ –

0 1 2 3 4 5 6 7 8 9 10 Chaos

**Thema**

Sortierter Gedanke

\+ –

0 1 2 3 4 5 6 7 8 9 10 Chaos

**Datum** ______________

**Gedanke** ______________________________

+ –

Chaos 0 1 2 3 4 5 6 7 8 9 10

**Datum** ______________

**Gedanke** ______________________________

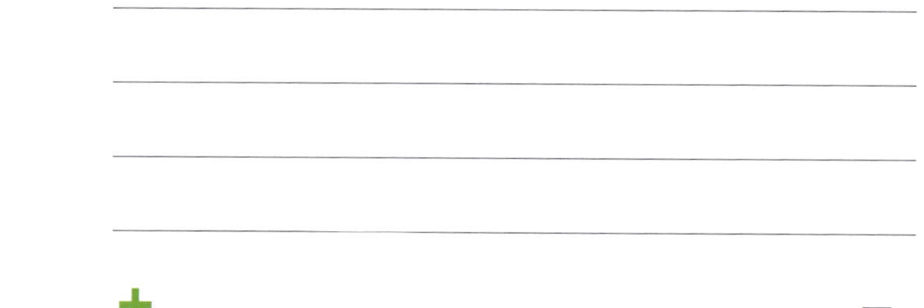

+ –

Chaos 0 1 2 3 4 5 6 7 8 9 10 

**Thema**

Sortierter Gedanke

\+ –

0 1 2 3 4 5 6 7 8 9 10 Chaos

**Thema**

Sortierter Gedanke

\+ –

0 1 2 3 4 5 6 7 8 9 10 Chaos

Datum

Gedanke

\+ –

Chaos 0 1 2 3 4 5 6 7 8 9 10

Datum

Gedanke

\+ –

Chaos 0 1 2 3 4 5 6 7 8 9 10

**Thema**

Sortierter Gedanke

+ –

0 1 2 3 4 5 6 7 8 9 10 Chaos

**Thema**

Sortierter Gedanke

+ –

0 1 2 3 4 5 6 7 8 9 10 Chaos

**Datum** ______________

**Gedanke** ______________________________

______________________________

______________________________

______________________________

______________________________

______________________________

\+ –

Chaos 0 1 2 3 4 5 6 7 8 9 10

**Datum** ______________

**Gedanke** ______________________________

______________________________

______________________________

______________________________

______________________________

______________________________

\+ –

Chaos 0 1 2 3 4 5 6 7 8 9 10

**Thema**

Sortierter Gedanke

\+ –

0 1 2 3 4 5 6 7 8 9 10 Chaos

**Thema**

Sortierter Gedanke

\+ –

0 1 2 3 4 5 6 7 8 9 10 Chaos

**Datum** ______________________

**Gedanke** ______________________

______________________

______________________

______________________

______________________

______________________

**+** **–**

**Chaos** 0 1 2 3 4 5 6 7 8 9 10

**Datum** ______________________

**Gedanke** ______________________

______________________

______________________

______________________

______________________

______________________

**+** **–**

**Chaos** 0 1 2 3 4 5 6 7 8 9 10

**Thema**

Sortierter Gedanke

\+ –

0 1 2 3 4 5 6 7 8 9 10 Chaos

**Thema**

Sortierter Gedanke

\+ –

0 1 2 3 4 5 6 7 8 9 10 Chaos

**Datum** ____________________

**Gedanke** ____________________

+ –

Chaos 0 1 2 3 4 5 6 7 8 9 10

**Datum** ____________________

**Gedanke** ____________________

+ –

Chaos 0 1 2 3 4 5 6 7 8 9 10

Thema

Sortierter Gedanke

+ –

0 1 2 3 4 5 6 7 8 9 10 Chaos

Thema

Sortierter Gedanke

+ –

0 1 2 3 4 5 6 7 8 9 10 Chaos

Datum

Gedanke

\+ –

Chaos 0 1 2 3 4 5 6 7 8 9 10

Datum

Gedanke

\+ –

Chaos 0 1 2 3 4 5 6 7 8 9 10

**Thema**

Sortierter Gedanke

\+ –

0 1 2 3 4 5 6 7 8 9 10 Chaos

**Thema**

Sortierter Gedanke

\+ –

0 1 2 3 4 5 6 7 8 9 10 Chaos

**Datum** ______________________

**Gedanke** ______________________

______________________

______________________

______________________

______________________

______________________

\+ –

Chaos 0 1 2 3 4 5 6 7 8 9 10

**Datum** ______________________

**Gedanke** ______________________

______________________

______________________

______________________

______________________

______________________

\+ –

Chaos 0 1 2 3 4 5 6 7 8 9 10

**Thema**

Sortierter Gedanke

+ –

0 1 2 3 4 5 6 7 8 9 10 Chaos

**Thema**

Sortierter Gedanke

+ –

0 1 2 3 4 5 6 7 8 9 10 Chaos

**Datum** ____________________

**Gedanke** ____________________

+ –

Chaos 0 1 2 3 4 5 6 7 8 9 10

**Datum** ____________________

**Gedanke** ____________________

+ –

Chaos 0 1 2 3 4 5 6 7 8 9 10

**Thema**

Sortierter Gedanke

\+ –

0 1 2 3 4 5 6 7 8 9 10 Chaos

**Thema**

Sortierter Gedanke

\+ –

0 1 2 3 4 5 6 7 8 9 10 Chaos

**Datum** ______________

Gedanke ______________

+ −

Chaos 0 1 2 3 4 5 6 7 8 9 10

**Datum** ______________

Gedanke ______________

+ −

Chaos 0 1 2 3 4 5 6 7 8 9 10

Thema

Sortierter Gedanke

\+ –

0 1 2 3 4 5 6 7 8 9 10 Chaos

Thema

Sortierter Gedanke

\+ –

0 1 2 3 4 5 6 7 8 9 10 Chaos

Seite:

Thema:

Was habe ICH besonders gut gemacht?

Meine Helfer:

Was haben meine HELFER besonders gut gemacht?

Seite:

Thema:

Was habe ICH besonders gut gemacht?

Meine Helfer:

Was haben meine HELFER besonders gut gemacht?

Thema: Seite:

Was habe ICH besonders gut gemacht?

Was haben meine HELFER besonders gut gemacht? Meine Helfer:

Thema: Seite:

Was habe ICH besonders gut gemacht?

Was haben meine HELFER besonders gut gemacht? Meine Helfer:

**Datum** ______________

Gedanke ______________________________

+ –

Chaos 0 1 2 3 4 5 6 7 8 9 10

**Datum** ______________

Gedanke ______________________________

+ –

Chaos 0 1 2 3 4 5 6 7 8 9 10

Thema

Sortierter Gedanke

+ –

0 1 2 3 4 5 6 7 8 9 10 Chaos

Thema

Sortierter Gedanke

+ –

0 1 2 3 4 5 6 7 8 9 10 Chaos

**Datum** ______________

**Gedanke** ______________

+ –

Chaos 0 1 2 3 4 5 6 7 8 9 10

**Datum** ______________

**Gedanke** ______________

+ –

Chaos 0 1 2 3 4 5 6 7 8 9 10

Thema

Sortierter Gedanke

+ –

0 1 2 3 4 5 6 7 8 9 10 Chaos

Thema

Sortierter Gedanke

+ –

0 1 2 3 4 5 6 7 8 9 10 Chaos

**Datum** ________________

**Gedanke** ________________

\+ –

Chaos 0 1 2 3 4 5 6 7 8 9 10

**Datum** ________________

**Gedanke** ________________

\+ –

Chaos 0 1 2 3 4 5 6 7 8 9 10

**Thema**

Sortierter Gedanke

\+ –

0 1 2 3 4 5 6 7 8 9 10 Chaos

**Thema**

Sortierter Gedanke

\+ –

0 1 2 3 4 5 6 7 8 9 10 Chaos

Sortierseiten

**Datum** ______________

Gedanke ______________________________

+ –

Chaos 0 1 2 3 4 5 6 7 8 9 10

**Datum** ______________

Gedanke ______________________________

+ –

Chaos 0 1 2 3 4 5 6 7 8 9 10

**Thema**

Sortierter Gedanke

\+ –

0 1 2 3 4 5 6 7 8 9 10 Chaos

**Thema**

Sortierter Gedanke

\+ –

0 1 2 3 4 5 6 7 8 9 10 Chaos

**Datum** ______________

**Gedanke** ______________________________

+ –

Chaos 0 1 2 3 4 5 6 7 8 9 10

**Datum** ______________

**Gedanke** ______________________________

+ –

Chaos 0 1 2 3 4 5 6 7 8 9 10

Thema

Sortierter Gedanke

+ –

0 1 2 3 4 5 6 7 8 9 10 Chaos

Thema

Sortierter Gedanke

+ –

0 1 2 3 4 5 6 7 8 9 10 Chaos

**Datum** ______________

Gedanke ______________

______________

______________

______________

______________

______________

\+ –

Chaos 0 1 2 3 4 5 6 7 8 9 10

**Datum** ______________

Gedanke ______________

______________

______________

______________

______________

______________

\+ –

Chaos 0 1 2 3 4 5 6 7 8 9 10

Thema

Sortierter Gedanke

+ –

0 1 2 3 4 5 6 7 8 9 10 Chaos

Thema

Sortierter Gedanke

+ –

0 1 2 3 4 5 6 7 8 9 10 Chaos

**Datum** ____________________

Gedanke ____________________________________________

____________________________________________

____________________________________________

____________________________________________

____________________________________________

____________________________________________

\+ –

Chaos 0 1 2 3 4 5 6 7 8 9 10

**Datum** ____________________

Gedanke ____________________________________________

____________________________________________

____________________________________________

____________________________________________

____________________________________________

____________________________________________

\+ –

Chaos 0 1 2 3 4 5 6 7 8 9 10

**Thema**

Sortierter Gedanke

\+

–

0 1 2 3 4 5 6 7 8 9 10

Chaos

**Thema**

Sortierter Gedanke

\+

–

0 1 2 3 4 5 6 7 8 9 10

Chaos

**Datum** ____________

**Gedanke** ____________

+ –

Chaos 0 1 2 3 4 5 6 7 8 9 10

**Datum** ____________

**Gedanke** ____________

+ –

Chaos 0 1 2 3 4 5 6 7 8 9 10

Thema

Sortierter Gedanke

+ –

0 1 2 3 4 5 6 7 8 9 10 Chaos

Thema

Sortierter Gedanke

+ –

0 1 2 3 4 5 6 7 8 9 10 Chaos

**Datum** ________________

**Gedanke** ________________

\+ –

Chaos 0 1 2 3 4 5 6 7 8 9 10

**Datum** ________________

**Gedanke** ________________

\+ –

Chaos 0 1 2 3 4 5 6 7 8 9 10

**Thema**

Sortierter Gedanke

+ –

0 1 2 3 4 5 6 7 8 9 10 Chaos

**Thema**

Sortierter Gedanke

+ –

0 1 2 3 4 5 6 7 8 9 10 Chaos

**Datum** ______________________

**Gedanke** ______________________

______________________

______________________

______________________

______________________

______________________

\+ –

Chaos 0 1 2 3 4 5 6 7 8 9 10

**Datum** ______________________

**Gedanke** ______________________

______________________

______________________

______________________

______________________

______________________

\+ –

Chaos 0 1 2 3 4 5 6 7 8 9 10

**Thema**

Sortierter Gedanke

\+ –

0 1 2 3 4 5 6 7 8 9 10 Chaos

**Thema**

Sortierter Gedanke

\+ –

0 1 2 3 4 5 6 7 8 9 10 Chaos

Seite: Thema:

Was habe ICH besonders gut gemacht?

Meine Helfer: Was haben meine HELFER besonders gut gemacht?

Seite: Thema:

Was habe ICH besonders gut gemacht?

Meine Helfer: Was haben meine HELFER besonders gut gemacht?

**Thema:** **Seite:**

**Was habe ICH besonders gut gemacht?**

**Was haben meine HELFER besonders gut gemacht?** **Meine Helfer:**

**Thema:** **Seite:**

**Was habe ICH besonders gut gemacht?**

**Was haben meine HELFER besonders gut gemacht?** **Meine Helfer:**

**Datum** ____________

**Gedanke** ____________

+ −

**Chaos** 0 1 2 3 4 5 6 7 8 9 10

**Thema**

Sortierter Gedanke

\+ –

0 1 2 3 4 5 6 7 8 9 10 Chaos

**Thema**

Sortierter Gedanke

\+ –

0 1 2 3 4 5 6 7 8 9 10 Chaos

**Datum** ______________

**Gedanke** ______________

+ –

Chaos 0 1 2 3 4 5 6 7 8 9 10

**Datum** ______________

**Gedanke** ______________

+ –

Chaos 0 1 2 3 4 5 6 7 8 9 10

**Thema**

Sortierter Gedanke

+ –

0 1 2 3 4 5 6 7 8 9 10 Chaos

**Thema**

Sortierter Gedanke

+ –

0 1 2 3 4 5 6 7 8 9 10 Chaos

Datum

Gedanke

\+ –

Chaos 0 1 2 3 4 5 6 7 8 9 10

Datum

Gedanke

\+ –

Chaos 0 1 2 3 4 5 6 7 8 9 10

**Thema**

Sortierter Gedanke

\+ –

0 1 2 3 4 5 6 7 8 9 10 Chaos

**Thema**

Sortierter Gedanke

\+ –

0 1 2 3 4 5 6 7 8 9 10 Chaos

**Datum** ______________________

**Gedanke** ______________________

+ –

Chaos 0 1 2 3 4 5 6 7 8 9 10

**Datum** ______________________

**Gedanke** ______________________

+ –

Chaos 0 1 2 3 4 5 6 7 8 9 10

**Thema**

Sortierter Gedanke

\+ –

0 1 2 3 4 5 6 7 8 9 10 Chaos

**Thema**

Sortierter Gedanke

\+ –

0 1 2 3 4 5 6 7 8 9 10 Chaos

**Datum** ______________________

**Gedanke** ______________________

+ –

Chaos 0 1 2 3 4 5 6 7 8 9 10

**Datum** ______________________

**Gedanke** ______________________

+ –

Chaos 0 1 2 3 4 5 6 7 8 9 10

**Thema**

Sortierter Gedanke

\+ –

0 1 2 3 4 5 6 7 8 9 10 Chaos

**Thema**

Sortierter Gedanke

\+ –

0 1 2 3 4 5 6 7 8 9 10 Chaos

**Datum** ________________

**Gedanke** ________________________________

\+ –

Chaos 0 1 2 3 4 5 6 7 8 9 10

**Datum** ________________

**Gedanke** ________________________________

\+ –

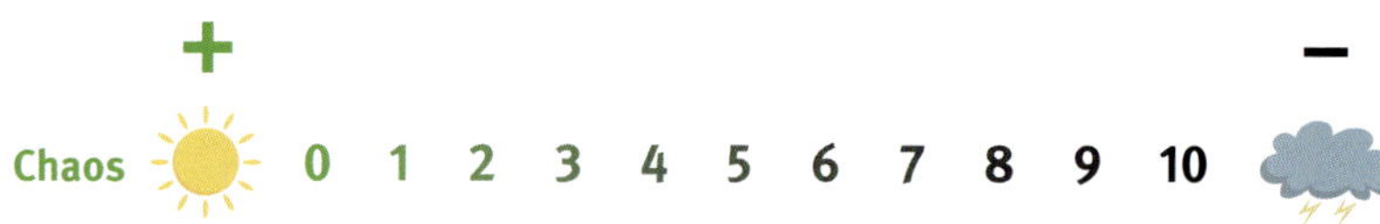

Sortierseiten

Thema

Sortierter Gedanke

+ –

0 1 2 3 4 5 6 7 8 9 10 Chaos

Thema

Sortierter Gedanke

+ –

0 1 2 3 4 5 6 7 8 9 10 Chaos

**Datum** ____________________

**Gedanke** ____________________

+ –

Chaos 0 1 2 3 4 5 6 7 8 9 10

**Datum** ____________________

**Gedanke** ____________________

+ –

Chaos 0 1 2 3 4 5 6 7 8 9 10

**Thema**

Sortierter Gedanke

\+ –

0 1 2 3 4 5 6 7 8 9 10 Chaos

**Thema**

Sortierter Gedanke

\+ –

0 1 2 3 4 5 6 7 8 9 10 Chaos

**Datum** ______________

**Gedanke** ______________________________

+ −

**Chaos** 0 1 2 3 4 5 6 7 8 9 10

**Datum** ______________

**Gedanke** ______________________________

+ −

**Chaos** 0 1 2 3 4 5 6 7 8 9 10

**Thema**

Sortierter Gedanke

\+ –

0 1 2 3 4 5 6 7 8 9 10 Chaos

**Thema**

Sortierter Gedanke

\+ –

0 1 2 3 4 5 6 7 8 9 10 Chaos

**Datum** ________________

**Gedanke** ________________

\+ –

Chaos 0 1 2 3 4 5 6 7 8 9 10

**Datum** ________________

**Gedanke** ________________

\+ –

Chaos 0 1 2 3 4 5 6 7 8 9 10

**Thema**

Sortierter Gedanke

\+ –

0 1 2 3 4 5 6 7 8 9 10 Chaos

**Thema**

Sortierter Gedanke

\+ –

0 1 2 3 4 5 6 7 8 9 10 Chaos

**Datum** ______________________

**Gedanke** ______________________

______________________

______________________

______________________

______________________

______________________

+ –

Chaos 0 1 2 3 4 5 6 7 8 9 10

**Datum** ______________________

**Gedanke** ______________________

______________________

______________________

______________________

______________________

______________________

+ –

Chaos 0 1 2 3 4 5 6 7 8 9 10 

Thema

Sortierter Gedanke

\+ –

0 1 2 3 4 5 6 7 8 9 10 Chaos

Thema

Sortierter Gedanke

\+ –

0 1 2 3 4 5 6 7 8 9 10 Chaos

Seite: Thema:

Was habe ICH besonders gut gemacht?

Meine Helfer: Was haben meine HELFER besonders gut gemacht?

Seite: Thema:

Was habe ICH besonders gut gemacht?

Meine Helfer: Was haben meine HELFER besonders gut gemacht?

Thema: Seite:

Was habe ICH besonders gut gemacht?

Was haben meine HELFER besonders gut gemacht? Meine Helfer:

Thema: Seite:

Was habe ICH besonders gut gemacht?

Was haben meine HELFER besonders gut gemacht? Meine Helfer:

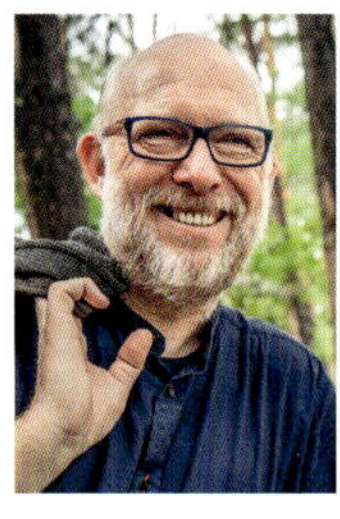

**Ralf Neier**, geb. 1965 in Emsdetten, verheiratet, ein Sohn.

Nach seiner 1985 abgeschlossenen Ausbildung zum Industriemechaniker absolvierte er seinen Zivildienst in einem Kinderheim in Münster. Während der Zeit reifte die Entscheidung, Sozialarbeit zu studieren.

1993, nach dem Studium in Münster, folgte zunächst eine Tätigkeit in einer Jugendwohngruppe mit intensivpädagogisch betreuten Jugendlichen. Neier schloss im Frühjahr 2003 eine lösungs- und ressourcenorientierte therapeutische Ausbildung an der FH Bielefeld ab. Im Jahr 2004 startete er gemeinsam mit seiner Frau Yvonne ein professionelles, familienanaloges, intensivpädagogisches Konzept – die Familienwohngruppe. Das erste in der Wohngruppe aufgenommene Mädchen hatte die Diagnose FAS. Nach und nach arbeitete sich das Ehepaar in den besonderen Betreuungsalltag bei Menschen mit FASD ein.

2009 referierten Yvonne und Ralf Neier zum ersten Mal gemeinsam auf dem FASD-Fachtag in der Berliner Charité über gelingende Strategien bei der Betreuung von Menschen mit FASD. Von 2013 bis 2019 hat Ralf Neier als Teamleiter eine Intensivwohngruppe für Kinder und Jugendliche mit einer FASD-Diagnose geplant, aufgebaut und entwickelt. Ebenso hat er 2015 die FAS-Beratungsstelle der Jugendhilfeeinrichtung mit aufgebaut. Im Rahmen dieser Arbeit hat er differenzierte Angebote für Betroffene und Betreuende konzipiert und durchgeführt. Zudem berät er im ambulanten Setting Pflege- und Adoptivfamilien mit FASD-Kindern. Derzeit ist Ralf Neier bei einem Jugendhilfeträger in Münster damit beauftragt, ein inklusives FASD-Gesamtkonzept für die Einrichtung umzusetzen.

Seit vielen Jahren ist er in der Fortbildung, im Coaching und in der Konzeptentwicklung und -umsetzung für Betreuungssettings von Menschen mit FASD erfolgreich tätig.

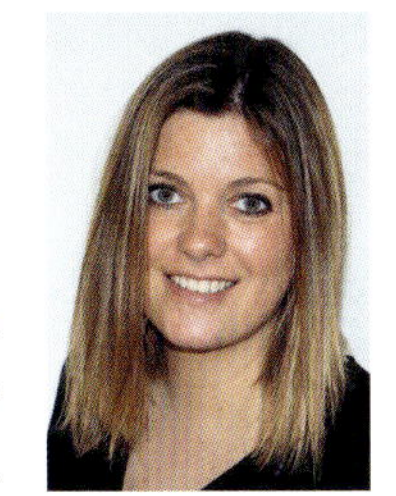

**Teresa Löbbel** (geb. Winter),
geb. 1988 in Emsdetten, verheiratet, zwei Kinder.

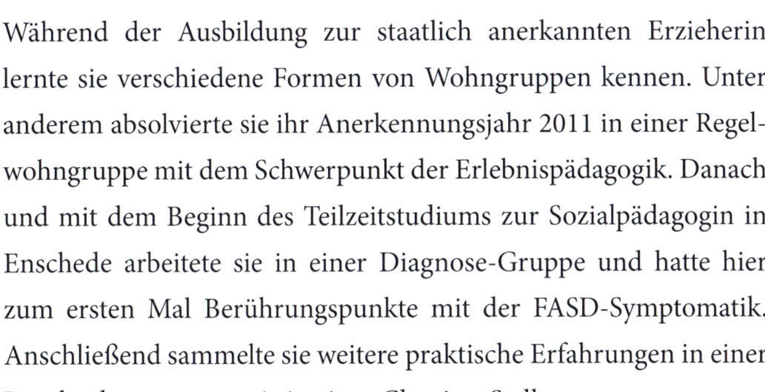

Während der Ausbildung zur staatlich anerkannten Erzieherin lernte sie verschiedene Formen von Wohngruppen kennen. Unter anderem absolvierte sie ihr Anerkennungsjahr 2011 in einer Regelwohngruppe mit dem Schwerpunkt der Erlebnispädagogik. Danach und mit dem Beginn des Teilzeitstudiums zur Sozialpädagogin in Enschede arbeitete sie in einer Diagnose-Gruppe und hatte hier zum ersten Mal Berührungspunkte mit der FASD-Symptomatik. Anschließend sammelte sie weitere praktische Erfahrungen in einer Regelwohngruppe sowie in einer Clearing-Stelle.

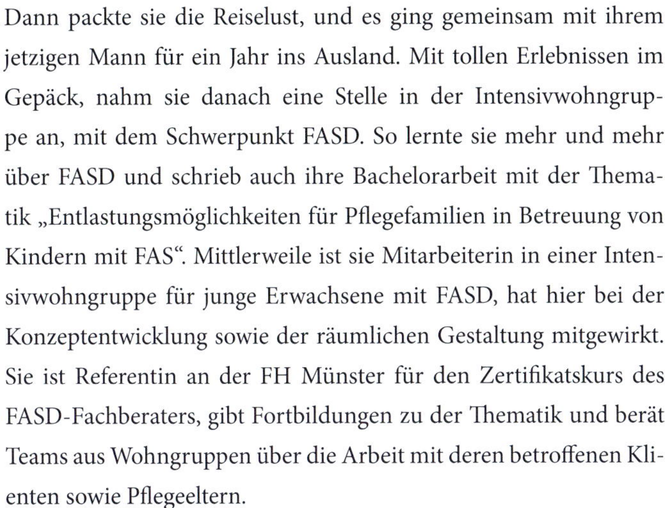

Dann packte sie die Reiselust, und es ging gemeinsam mit ihrem jetzigen Mann für ein Jahr ins Ausland. Mit tollen Erlebnissen im Gepäck, nahm sie danach eine Stelle in der Intensivwohngruppe an, mit dem Schwerpunkt FASD. So lernte sie mehr und mehr über FASD und schrieb auch ihre Bachelorarbeit mit der Thematik „Entlastungsmöglichkeiten für Pflegefamilien in Betreuung von Kindern mit FAS". Mittlerweile ist sie Mitarbeiterin in einer Intensivwohngruppe für junge Erwachsene mit FASD, hat hier bei der Konzeptentwicklung sowie der räumlichen Gestaltung mitgewirkt. Sie ist Referentin an der FH Münster für den Zertifikatskurs des FASD-Fachberaters, gibt Fortbildungen zu der Thematik und berät Teams aus Wohngruppen über die Arbeit mit deren betroffenen Klienten sowie Pflegeeltern.

*Weitere Informationen über die Arbeit mit dem Sortierbuch finden Sie unter www.FASzinierenD.org.*

*Ebenso bieten Frau Löbbel und Herr Neier ein Training zur Arbeit mit dem Sortierbuch an. Nehmen Sie bei Interesse gern Kontakt auf:*
**mein-sortierbuch@web.de**

## Literaturempfehlungen


Becker, G., Hennicke, K., Klein, M., Landgraf, M. (2015): Suchtgefährdete Erwachsene mit Fetalen Alkoholspektrumstörungen: Diagnostik, Screening-Ansätze und Interventionsmöglichkeiten. – De Gruyter, Berlin.

Becker, G. (2015): Fetale Alkoholspektrumstörung – und dann? Ein Handbuch für Jugendliche und junge Erwachsene. – Drogenbeauftragte der Bundesregierung, Berlin.

Bergfeld, S., (2018): Aus dem Kopf gefallen, Eine Filmreihe über junge Menschen mit FASD und ihre Überlebenshelfer. – Medienprojekt Wuppertal.

Böhm, J. (2010): Kinder mit Fetalem Alkoholsyndrom Leitfaden und Ideen für die pädagogische Arbeit. – Grin, München.

Büttner, I., Terodde, S. (2017): Fetale Alkoholspektrum-Störungen in der Praxis der Pflegekinderhilfe. – LWL und LVR, Münster, Köln.

Elven, B.H. (2017): Herausforderndes Verhalten vermeiden. – DGVT, Tübingen.

Epding, S., Schmidt-Wenghoffer, K., Schmidt, A. (2017): Blau im Bauch, Ein Medienpaket für den schulischen und außerschulischen Bereich zum Thema Alkohol in der Schwangerschaft. – Wigwam Zero, Berlin

Feldmann, R., Michalowski, G., Lepke, K. (2012): Perspektiven für Menschen mit Fetalen Alkoholspektrumstörungen (FASD): Einblicke - Ausblicke 14. Fachtagung in Erfurt 28.-29.09.2012. – Schulz Kirchner, Idstein.

Feldmann, R., Noppenberger, A. (2017): FAS(D) perfekt, Ein Bilderbuch zum FASD. – - Münstermann, Ibbenbüren.

Heller, J. (2017): So bin ich stark. – Kösel, München.

Holtkamp, K. (2011): Das fetale Alkoholsyndrom. Wie können Pflegefamilien mit einem an FASD erkranktem Kind unterstützt werden? – Grin, München.

Landgraf, M., Heinen, F. (2016): Fetales Alkoholsyndrom: S3-Leitlinie zur Diagnostik. – Kohlhammer, Stuttgart

Neier, R., Horst, K. (2015): ‚Quo vadis?' Wohin mit unseren FAS Kids …? FAS in einer stationären Jugendhilfeeinrichtung – ein intensivpädagogisches Angebo. S. 54ff. in: FASD - eine Herausforderung! 17. FASD-Fachtagung in Osnabrück 25.-26.09.2015. – Schulz Kirchner, Idstein.

Neier, R., (2019): FASzinierenDe Zeiten – ein ressourcenorientiertes Tagebuch. – www.FASzinierenD.org, Emsdetten.

Schindler, G. (2014): Die Fetale Alkoholspectrums-Störung, Die wichtigsten Fragen der sozialrechtlichen Praxis. – Drogenbeauftragte der Bundesregierung, Berlin.

Schlachtberger, A. (2017): FASD und Schule. – Schulz Kirchner, Idstein.

Schmidt, H., Fietzek, M., Holodynski, M., Feldmann, R. (2013): FAS Erste-Hilfe-Koffer: Hilfen und Tipps zur Erleichterung des Alltags mit einem alkoholgeschädigten Kind oder einem Kind mit ähnlichen Verhaltensauffälligkeiten. – Schulz Kirchner, Idstein.

Scholz, F., (2018): Stärken-Schatzkiste für Kinder und Jugendliche. – Beltz, Weinheim.

Seth, A., (2017): Das Gehirn in 30 Sekunden. – Libero, Kerkdriel.

Spohr, H.-L. (2016): Das Fetale Alkoholsyndrom: Alkohol, Schwangerschaft und Risiken für die Entwicklung des Kindes: Im Kindes- und Erwachsenenalter. – De Gruyter, Berlin.

Stein, S., Falke, S. (2018): Ein (Pflege)Kind mit FASD – und glücklich. – Schulz Kirchner, Idstein.

Thomsen, A., Michalowski, G., Landeck, G., Lepke, K. (2018): FASD - Fetale Alkoholspektrumstörungen: Auf was ist im Umgang mit Menschen mit FASD zu achten? Ein Ratgeber. – Schulz Kirchner, Idstein.

Thünemann, K., Stöckler, F. (2015): Praxis- und Methodenbuch zur Gewaltprävention. – win2win, Oldenburg.

Walk, L.M., Evers, W.F. (2013): Förderung exekutiver Funktionen. – Wehrfritz, Bad Rodach.

## Literaturquellen

Karisch, T., Stermann, J., Winter, T. (2015) Empirische Sozialforschung. – Saxion, Enschede.

Landgraf, M., Heinen, F. (2016): Don`t drink- STOP FASD. – Bundesministerium für Gesundheit, Berlin.

Mortler, M. (2016): Drogen- und Suchtbericht. – Bundesdrogenbeauftragte, Berlin.

Nordhues, P., Weischenberg, M., Feldmann, R. (2013): Das Fetale Alkohol Syndrom: Eine Studie zur Erfassung der Prävalenz bei Pflegekindern. – Schulz-Kirchner, Idstein.

Sarimski, K. (2013a): FASD: Wenn Liebe allein nicht ausreicht. – Schulz Kirchner, Idstein.

Sarimski, K. (2013b) ‚Entwicklungs- und Verhaltensprofile von Kindern mit FAS – Unterstützungsbedarf von Pflege- und Adoptionsfamilien. – Schulz Kirchner, Idstein.

Walk, L.M., Evers, W.F. (2013): Förderung exekutiver Funktionen. – Wehrfritz, Bad Rodach.

## Internetquellen

Nobi, abgerufen am 22.09.2019: www.ncbi.nlm.nih.gov/pubmed/26962962

WHO, 2017, abgerufen am 14.1.2018 von www.ärzteblatt.de

Feldmann, R., WWU Münster abgerufen am 21.09.2019:
www.medizin.uni-muenster.de/fetalkstart/was-ist-das-fetale-alkoholsyndrom/

Leseraum, abgerufen am 28.6.2018: www.uibk.ac.at/theol/leseraum/bibel/ri13.html

DPA, 2019 abgerufen am 20.03.2019:
www.stern.de/gesundheit/alkohol-in-der-schwangerschaft--tausende-babys-mit-behinderung-geboren-8627884.html?utm_campaign=stern_fanpage&utm_medium=posting&utm_source=facebook&fbclid=IwAR3bMi8lCSknAXTVWys0I5TOJix4CCmeI-VmvC6y8BgGQqnUkDta5-ZmYhKA

Przesang, abgerufen am 21.09.2019:
www.bibelunterricht.de/_media/material/bibelkunde14_at/bk07_-_richter.pdf,

Lange, S., Probst, C., Gmel, G., JAMA Pediatrics, abgerufen am 13.1.2018:
www.jamanetwork.com/journals/jamapediatrics/article-abstract/2649225?redirect=true

Pubmed, abgerufen am 12.1.2018:
www.ncbi.nlm.nih.gov/pubmed/26962962